AF398965

El Café Verde

-

¿Una garantía para perder peso?

Como perder peso rápidamente y de manera saludable con el café verde.

Peter Carl Simons

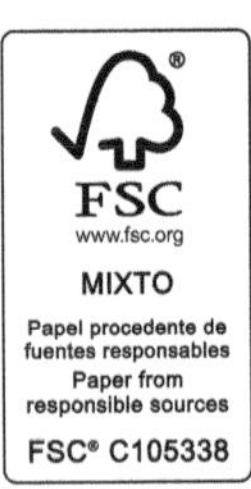

© Peter Carl Simons, 2020 – 2nd Edition

Impreso y editado por Books on Demand GmbH
info@bod.com.es - www.bod.com.es
Impreso en Alemania – Printed in Germany

ISBN: 978-8-4132-6750-0

Información General

Este documento y todo su contenido está protegido por la ley de derechos de autor. Todos los derechos reservados. La reimpresión o reproducción (o parte del mismo) en cualquier forma (impresión, fotocopias u otros métodos), así como el almacenamiento, proceso, duplicación y distribución por medios electrónicos en cualquier tipo de sistema, del documento completo o parte del mismo, sin autorización por escrito del autor está prohibida. Todos los derechos de la traducción están reservados.

El uso de este libro y la implementación de la información aquí presentada se hace bajo la responsabilidad del lector. El autor y quien lo publica están exentos de cualquier tipo de responsabilidad en caso de que se presenten accidentes o daños de cualquier tipo que se presenten por consejos incluidos en este libro.

El trabajo, incluyendo todo este contenido ha sido preparado con el mayor cuidado. Sin embargo, los errores en la impresión o en la información no se pueden descartar por completo. El autor y quien publica esta obra no asumen responsabilidad por la manera en que la información sea impresa, o qué tan adecuada sea. No puede haber reclamos legales de ningún tipo por información incorrecta o por las consecuencias que resulten de esta información. Los operadores de los sitios web son exclusivamente responsables por el contenido de los libros que publican.

Inhaltsverzeichnis

PRÓLOGO

Apenas nos cansamos de una nueva moda para perder peso, la industria comienza a promocionar una nueva. La mejor manera de observar esto es poniendo atención a los canales de ventas o las páginas de mercadeo en internet. Hace un tiempo la remolacha y la piña parecían estar disponible por todos lados, hoy en día están siendo reemplazadas poco a poco por el extracto de café verde. Ya puede adquirir este producto en cápsulas, polvo, tabletas o incluso en una bolsa de doble filtro.

Todas estas derivan del producto original, que son los granos sin tostar de café verde, así que estos productos solamente ofrecen un paso de procesamiento innecesario. Normalmente el precio por kilogramos es de 2 a 3 Euros, sin embargo, 60 cápsulas con 400 miligramos del mismo extracto cuestan 15 Euros. Esto genera una ganancia de más de 600 Euros por cada kilogramo de extracto de café.

Mientras que es cierto que un kilo de café no corresponde exactamente a un kilo de extracto de café y no estamos tomando en cuenta que hay que empacarlo de una manera que llame la atención. Pero con solo aplicar el sentido común nos daremos cuenta que aquellos que están ofreciendo el extracto de esta manera llevan una ganancia muy alta a pesar de todo.

De hecho, existen algunos estudios desde el punto de vista científico que muestran el impacto positivo del café verde en el peso y en la salud. Al leer estos estudios con cuidado nos percatamos de que estos beneficios no vienen específicamente por consumir el extracto, sino por el simple hecho de consumir el café verde, de una manera adecuada. Esta información, que tanto ayudó a mi pasado empleador, la presento hoy a ustedes queridos lectores, por medio de esta publicación accesible.

Si prefiere ir en contra de las formulas mágicas que solo quieren hacer dinero y le gusta la información honesta, yo estoy contento con que deje una opinión apropiada en línea y le recomiende este libro a otras personas con problemas de peso.

Muchas gracias por esto.

Sinceramente,

Peter Carl Simons

Necesitamos Una Dieta Moderna

En nuestra sociedad en movimiento, la comida no saludable es casi una necesidad malvada para muchas personas. Existen muchas personas que confían en algún establecimiento para sus meriendas que se enfoca más en lo barato, que en la calidad. Otros, ya sea por sus horarios, o poca oportunidad de detenerse durante el día, se caracterizan por no poder comer regularmente y de manera saludable. La creciente cantidad de alimentas con aditivos no saludables y azúcares contribuyen a la creciente obesidad en nuestra sociedad.

No nos sorprende que muchos de los productores de estas comidas no saludables y grasos, intenten traer al mercado alimentos dietéticos o con menos calorías. Es su manera de ganar más dinero, arreglar los resultados de la malnutrición, de los cuales tienen también ellos a culpa, por los ingredientes que ponen en sus productos. No pasará mucho tiempo para que una persona que depende de beber estas bebidas azucaradas, esté solicitando las muestras comerciales de un alimento dietético de la misma compañía.

Perder peso es un negocio multimillonario y las ventas que se ven a futuro para este sector de la economía crecen constantemente.[1]

Pero claro que existe una solución alternativa que le hace bien a su cuerpo, cien por ciento natural, e incluso disponible en calidad orgánica, y es muy asequible. Espere pagar de 10 a 20 Euros por menos si consume solamente la cantidad adecuada de café.

---

[1] Si aún desea invertir un poco de dinero, aquí existen ganancias por encima del promedio, que van a la par de un mercado creciente.

Café Verde

Al contrario de lo que se piensa comúnmente, el café verde no es café orgánico, sin café sin tostar. Es por esta razón que no es café, sino de un delicado color verde o beige. Entonces, estamos hablando de los granos de café, que de otra manera se tostarían al calor de una máquina disponible para los que trabajan en la industria alimenticia y para algunos amantes del café.

El café verde se distingue de los granos de café tostado por el hecho de que aun conserva todos sus materiales naturales y sanos, que regularmente son destruidos en el proceso del tostado.

El sabor del café verde tiene poco que ver con el sabor común del café que conocemos. A mi, personalmente, me parece que el saber del café verde recuerda un poco a un té herbal.

El antes mencionado extracto de café verde, como es ofrecido por muchos vendedores, es en sí, nada más que café verde hervido que fue gentilmente secado con vapor y desprovisto de agua.

El café directo es entonces el mismo ingrediente activo que aquel que hierven, pero a una fracción del costo, y con más frescura y sabor. Si el proceso de secado, no se hace con el cuidado necesario, los ingredientes actives en el café sufren las consecuencias y usted termina gastando demasiado dinero por muy poco dinero.

EFECTO

Durante la quema de grasa, el ácido clorogénico[2] es muy importante, pues representa la base de los efectos quema-grasa del café verde. El tostado de este grano de café destruye este elemento en una cantidad considerable.

---

[2] *wikpedia.de* escribe acerca de este elemento:

El ácido clorogénico ha demostrado en diversos estudios que tiene efectos en los sistemas biológicos. Cabe señalar que los efectos que señalan los estudios científicos no deben interpretarse como efectos terapéuticos. Para esto, necesitaríamos estudios muchos más extensos. El ácido colorogénico es un antioxidante conocido y sus isómeros protegen de daño al ADN, un efecto que es eficaz aún cuando las células están expuestas a radiación radioactiva. Además reducen la velocidad con la cual el cuerpo absorbe azúcar en la sangre. Esto apoya la observación de que este ácido mostró un efecto anti diabético en estudios. Además, se detectó un efecto de disminución en la presión arterial en individuos sanos.

El ácido clorogénico reduce la coagulación de la sangre y en estudios probados en animales, ha mostrado un efecto positivo en úlceras gástricas. Así como en la desinformación del hígado y en acelerar la muerte programada de células cancerígenas.

De manera simplificada, uno podría decir que el ácido clorogénico restringe las oportunidades que el cuerpo tiene de absorber y almacenar azúcar. Entonces, el cuerpo almacena menos azúcar, por tanto almacena menos grasa. Así, el cuerpo tiene que apoyarse en sus reservas de grasa para mantener sus funciones. El resultado de una ingesta continua de café verde es la reducción de grasa, por tanto, la reducción de peso.

Este efecto ocurre incluso cuando no se practica un deporte o existe un cambio en los hábitos alimenticios. Pero, es muy obvio que cambiar los hábitos alimenticios e incrementar el ejercicio son la parte más importante para lograr perder peso y mantenerse.

El primero reto en la preparación de el café verde es molerlo. A diferencia de los relativamente frágiles granos de café tostado, el café verde es muy duro y húmedo, por lo cual a veces es difícil de moler.

Incluso el experimento más sencillo con un molino de mano o el molino de una máquina puede resultar el pérdida total. Los mejores resultados que yo he logrado han sido utilizando moledoras poderosas con cuchillas de rotación, como las que se usan para moler nueces. Afortunadamente, cada vez más vendedores ofrece el café verde ya molido. Este café se puede encontrar en internet a precios más bajos que 20 Euros el kilo. Como regularmente, ofrecen cantidades más pequeñas, no hay razones financieras para experimentar por unos mismo.

La preparación del café verde en sí, es sencilla.

Muela el café verde dependiendo de la intensidad que deseé, el mejor saber es el que a usted le guste. O, compre el café ya molido.

- Introduzca la cantidad deseada de café en un filtro de café, (el mismo del café normal) y llene de agua caliente.

- Alternativamente, puede introducir el café directo en la taza y servir el agua. Déjelo remojar durante 10 minutos y fíltrelo a través de un colador fino.

Se aconseja no endulzar el café verde, si el objetivo es perder peso. Si este no es el caso, puede ser endulzado al gusto.

Claro que es más sencillo cargar algunas cápsulas o pastillas que hervir café fresco. Afortunadamente, esto no es necesario. Puede preparar su café en la mañana por ejemplo, o incluso una noche antes y tomarlo durante el día.

No importa si usted desea reducir su peso con extracto de café verde o con el café hecho en casa, no debe esperar milagros. Algunos estudios muestran que aquellas personas que lo intentaron durante un periodo de 4 a 6 meses no solamente tuvieron una perdida de peso significativa, sino que mejoraron su salud de una manera integral.

Yo, personalmente, conozco a personas que bebiendo de 3 a 5 tazas diarias de café verde, en vez de café tostado, perdieron 10 kilos en un periodo de dos meses. Hoy en día, esta es su bebida favorita en vez del café normal y no han hecho ningún otro cambio en su vida.

ADVERTENCIAS Y CONTRAINDICACIONES

Generalmente, uno podría decir que una persona puede disfrutar la misma cantidad de café verde que de café normal. Como el café verde contiene mucha menos cafeína que el café tostado, esto no es un problema.

En cualquier caso, la gente que sufre de enfermedades, como obesidad mórbida, deben de consultar cualquier cambio en su dieta con su médico.

El café verde puede no ser adecuado para:

- Mujeres en etapa de embarazo o lactancia.
- Personas sensibles a la cafeína.
- Personas que padecen diabetes, presión alta, problemas de circulación
- Niños.
- Personas que por alguna razón, son intolerantes al café tostado.

No se puede dar una recomendación en cuanto a una dosis minima o máxima diaria. Dependiendo del peso de la persona, así como de su condición física en general y la fuerza del café que se ingiera. En principio se debe asumir que reemplazar el café tostado, con el café verde no debe representar ningún tipo de problema.

Una sobredosis peligrosa al ingerir el café verde es muy difícil de presentarse. En cuanto al ácido clorogénico se refiere, una cantidad de 5 a 10 litros (dependiendo de la fuente) puede ser peligrosa. Dicha cantidad no es necesaria, puesto que las personas que beben 1 litro al día han mostrado buenos resultados.

Si presenta alguno de los siguientes síntomas o problemas al beber café verde es necesario que detenga su ingesta de cafe verde inmediatamente y consulte a su doctor de confianza:

- Palpitaciones
- Agitación
- Insomnio
- Malestar General

Factores Para Lograr el Exito y su Peso Deseado

En el contexto de la perdida de peso, uno debe aprender a diferenciar entre las personas que pierden algunos kilos por razones estéticas o que buscan tener un cuerpo para el verano o estómago de lavadero. Para ellos, el consumo de unas cuantas tazas de café verde por día es generalmente el método apropiado para llegar y mantener su peso deseado.

Las personas con obesidad mórbida deberían preguntar a su médico antes de tomar acción. Particularmente, es necesario recordar que en la mayoría de los casos las razones psicológicas tienen un impacto en la obesidad patológica. Consulte la opción de ser asesorado por su coach o psicólogo durante su dieta.

Cualquier pérdida de peso será más rápida y sustancial si se combina con una dieta personalizada y ejercicio apropiado. No es necesario hacer un deporte de alta intensidad. Incluso caminar a diario o cualquier cosa sencilla puede ser el primer paso en la dirección adecuada.

FINALMENTE

A diferencia de muchos escritores yo no hago mención a los productos de una compañía en especial o hago ningún tipo de promoción. Excepto por la modesta ganancia del libro yo no hago dinero de compartir mi experiencia con usted. Como es muy importante que este conocimiento se extienda a más personas, le estaría agradecido, si deja una opinión acerca de este libro y sus experiencias con el café verde.

Toda la información que este libro contiene corresponde a investigación propia y experiencia personal. No deberá ser tomada con la intención de imitar o sustituir al consejo de un experto.